Hippocrate

De l'ancienne médecine

Traité

 Le code de la propriété intellectuelle du 1er juillet 1992 interdit en effet expressément la photocopie à usage collectif sans autorisation des ayants droit. Or, cette pratique s'est généralisée dans les établissements d'enseignement supérieur, provoquant une baisse brutale des achats de livres et de revues, au point que la possibilité même pour les auteurs de créer des œuvres nouvelles et de les faire éditer correctement est aujourd'hui menacée. En application de la loi du 11 mars 1957, il est interdit de reproduire intégralement ou partiellement le présent ouvrage, sur quelque support que ce soit, sans autorisation de l'Éditeur ou du Centre Français d'Exploitation du Droit de Copie , 20, rue Grands Augustins, 75006 Paris.

ISBN : 978-1718610958

10 9 8 7 6 5 4 3 2 1

Hippocrate

De l'ancienne médecine

Traité

Table de Matières

ARGUMENT. 7
DE L'ANCIENNE MÉDECINE. 15

ARGUMENT.

Le livre de l'Ancienne médecine contient à la fois une polémique, une méthode et un système ; c'est ce qui m'a décidé à le mettre en tête de ce que je regarde comme les œuvres propres d'Hippocrate; car, placé ainsi, il forme une sorte d'introduction, d'autant meilleure et plus fidèle, qu'elle est due à l'auteur lui-même et qu'il ne s'y mêle rien d'étranger.

Je vais examiner successivement sur quoi porte la polémique, quelle est la méthode, en quoi consiste le système.

La polémique est dirigée contre ceux qui, posant d'abord une hypothèse, en font dériver comme d'une seule cause, l'origine de toutes les maladies. Expliquons cela d'avantage. Du temps d'Hippocrate, les médecins admettaient le chaud, ou le froid, ou le sec et l'humide, dans le corps humain ; c'était leur hypothèse : et, cela fait, ils faisaient dériver toutes les maladies ou du chaud ou du froid, ou du sec, ou de l'humide. Remarquons que les anciens médecins qui attribuaient à une seule de ces qualités toutes les maladies, ne faisaient pas autre chose que ceux qui, parmi les modernes, ont attribué toutes les maladies soit au genre nerveux, soit aux altérations du sang.

Hippocrate les combat par une double argumentation, l'une particulière, l'autre générale.

L'argument particulier est celui-ci : un homme épuisé par un mauvais régime, le guérirez-vous par le chaud, ou le froid, ou le sec, ou l'humide? Non, vous le guérirez par un bon régime, sans savoir dire quelles sont les qualités qui dominent dans les substances réparatrices que vous lui administrez. De plus, quand vous prescrivez une substance à un malade, pouvez-vous dire qu'elle soit simplement chaude, ou froide, ou sèche, ou humide, et n'est-elle pas douée d'une foule d'autres propriétés efficaces ? Il est donc vrai que votre hypothèse est en contradiction avec les faits.

Mais elle ne l'est pas moins avec la philosophie de la science, et c'est là l'argument général. Nul, dit Hippocrate, n'est autorisé à placer la médecine sur une hypothèse quelle qu'elle soit ; car la médecine a des faits positifs desquels il faut partir de préférence à toute supposition. Hippocrate ne permet l'hypothèse que là où les observations directes manquent, et il cite pour exemple les objets célestes ou les objets cachés sous la terre. Alors, retraçant l'enchaînement même de l'expérience médicale, et y rattachant la sûreté de la science, il reprend de haut le commencement de la médecine, il montre qu'elle a des analogies avec les améliorations que l'alimentation primitive des hommes reçut dans le cours des siècles; puis il expose comment se révèlent les mauvais effets de la nourriture dans les maladies ; et enfin il enseigne comment la médecine proprement dite est née de cet ensemble d'observations réelles et positives, découverte si belle et si utile qu'on a cru devoir la consacrer en l'attribuant à un Dieu. Cette vue de la naissance de la médecine est fondée sur de très anciennes idées. Ainsi Isocrate dit en parlant des Égyptiens : « Ils ont inventé la médecine pour le soulagement des hommes, non cette médecine qui use des remèdes périlleux, mais celle qui se sert de moyens aussi sûrs, dans leur emploi, que notre nourriture quotidienne, et qui est si avantageuse que les Égyptiens sont, de l'aveu de tous, le peuple le plus sain et vivant le plus longtemps (Isoc. In laude Busiridis). » Strabon parle de même de la médecine des Indiens, laquelle a recours le plus souvent, non aux médicaments, mais à l'alimentation.

3 C'est dans cette masse d'expériences, c'est dans ce passé tout entier qu'est posée la base de la médecine; c'est de là qu'il faut partir sous peine de s'égarer. Une hypothèse substituée à la réalité que l'on possède ici, est une déviation de la vraie route, et une erreur capitale, qui change une science véritable en une spéculation vide et sans fondement. Hippocrate va jusqu'à dire que par une autre méthode il est impossible de rien trouver, n'admettant pas que l'on puisse trouver quelque chose si on s'appuie sur une hypothèse, et croyant que séparer des faits la science, c'est la séparer de sa racine et la frapper de stérilité.

Hippocrate appelle nouveaux les systèmes qui cherchaient, dans un élément unique, ou le jeu régulier de la vie ou les altérations de la maladie ; en effet ces systèmes provenaient de l'influence de l'école d'Élée. Xénophane, Parménide, Zénon, Mélissus avaient soutenu que l'univers forme une immense unité; Zénon même avait introduit, dans sa physique, les quatre qualités du chaud, du froid, du sec et de l'humide. Ces philosophes étaient antérieurs à Hippocrate ; leur doctrine influa, comme cela arrive toujours, sur la médecine; et le temps nécessaire pour que cette influence se fît sentir, explique comment Hippocrate signale la nouveauté des opinions qui importent, dans la pathologie, l'idée systématique des Eléates, et veulent rattacher à une seule cause l'origine de toutes les maladies. Le gendre d'Hippocrate, Polybe, combat en physiologie une doctrine semblable et il remarque expressément que soutenir l'unité de composition du corps, c'est justifier la doctrine de Mélissus.

En faisant la critique de ceux qui, de son temps, prétendaient ramener à une ou à deux causes l'origine de toutes les maladies, Hippocrate a condamné d'avance tous les systèmes qui reposent sur une base semblable. Ses arguments, dirigés contre des médecins disciples delà philosophie d'Élée, portent, dans la série des siècles, contre les Pneumatiques, qui plaçaient les maladies dans le pneuma, contre les Méthodiques, qui les attribuaient au laxum et au strictum ; contre les Iatrochimistes, qui en accusaient ou la fermentation, ou l'alcalinité, ou l'acidité; contre ceux enfin qui les imputaient à l'incitabitité ou à l'irritation. Dans tous ces systèmes, en effet, on part d'une hypothèse : c'est qu'il n'y a dans le corps que la propriété d'après laquelle on systématise toute la pathologie; or, l'hypothèse est trompeuse, dit Hippocrate. elle éloigne des réalités, et il ajoute qu'elle est même inutile dans une science qui a des faits pour point de départ. Stahl a répété avec une grande justesse, après Hippocrate : « Debet ante omnia medica pathotogia occupari circa res veras quœ vere sunt et existunt (Stabl, p. 442) »

La méthode d'Hippocrate ressort immédiatement de sa polémique ; avant tout, il veut que la médecine s'étaie sur les observations, sur les faits, sur ce qu'il appelle la réalité, mais ce n'est pas tout, et là ne se borne pas la règle qu'il impose. Les observations, les faits, la réalité sont bien sans doute ce que chacun voit et éprouve; mais le domaine en est encore plus étendu, et la tradition de la science fournit des observations, des faits, une réalité qu'il faut prendre en considération et développer par un sage emploi du raisonnement ; certes, il est impossible d'avoir une vue plus nette et plus étendue de l'étude de la médecine.

Voilà la méthode d'Hippocrate ; voici son système. Il vit, dans le corps humain, pendant la santé et pendant la maladie, les humeurs se modifier et se lier, par leurs modifications mêmes, aux conditions de ces deux états. Il en conclut que la santé est maintenue par le juste mélange des humeurs, et que la maladie est produite par leurs inégalités. Il admet encore, attendu le changement de ces humeurs, qu'elles subissent une coction qui les fait rentrer dans leurs justes limites. Enfin, le temps étant une condition nécessaire du développement pathologique, il essaya de constater la règle des crises et des jours critiques.

Tel est son système ; mais, remarquons-le bien, il n'a cru, dans tout cela, faire aucune hypothèse; car il appelle hypothèse ce qui est une pure conception de l'esprit, sans démonstration possible ; et lui, il s'appuie sur des faits et des observations dont il pense faire un légitime usage.

Le temps, qui a passé sur sa méthode sans l'altérer, n'a pas respecté son système.

4 Remarquons qu'Hippocrate a essayé d'ajouter, à sa doctrine des humeurs, quelques notions sur l'influence de la structure des organes. Mais là l'imperfection des connaissances de son temps ne lui a pas permis de s'élever à des considérations étendues ; et, en comparant le peu qu'il en dit, avec les longs détails qu'il donne sur les mouvements des humeurs, on voit combien l'observation de ces mouvements avait été plus cultivée par les anciens médecins que l'observation des organes.

J'ai recherché à quels systèmes antérieurs pouvait se rattacher le système d'Hippocrate, et il m'a semblé que l'idée fondamentale provient d'Alcméon, et par conséquent dérive d'une source pythagoricienne. En effet, avant qu'Hippocrate ne prétendît que le juste mélange des qualités, est la cause de la santé, et leur dérangement la cause de la maladie, Alcméon avait dit : « Ce qui maintient la santé, c'est l'égale répartition des qualités, de l'humide, du chaud, du sec, du froid, de l'amer, du doux et des autres; la domination d'une seule d'entr'elles produit les maladies, et cette domination est délétère (1). » Ce système est exactement celui d'Hippocrate; le sens et même les expressions sont semblables. Le juste mélange, la crase, l'isonomie, la symétrie et l'harmonie, étaient, dans le fond, des doctrines pythagoriciennes. Philolaus, autre pythagoricien, avait dit de la façon la plus générale, que, les principes des choses n'étant ni semblables ni homogènes, il était impossible qu'ils fussent ordonnés, si l'harmonie ne les pénétrait de quelque manière que ce fût. Ce principe, dans son application particulière à l'organisation du corps, s'est traduit par l'harmonie, par la symétrie, par le juste mélange des humeurs. L'harmonie, dans le langage pythagoricien, était synonyme de symétrie. Du moment que la doctrine d'Hippocrate est ainsi rattachée à un philosophe pythagoricien, il n'est plus étonnant d'y trouver les nombres jouissant d'une grande importance. De là la recherche attentive des jours critiques, et les calculs qu'Hippocrate, en divers endroits de son livre, a fondés sur cette considération. Galien assure que la priorité de la doctrine de la crase appartient à Hippocrate ; en cela il se trompe, nous venons de le voir, mais il ajoute que cette doctrine distingue Hippocrate d'Empédocle, et que ce dernier, attribuant, il est vrai, la composition de notre corps et de tous les corps situés autour de la terre aux mêmes quatre éléments, l'attribue, non au mélange de ces éléments, mais à leur juxtaposition dans leurs parties les plus ténues (2). Hippocrate différait donc d'Empédocle en un point essentiel. De là vient la réprobation dont il l'a frappé dans une phrase du traité de Y Ancienne Médecine, phrase qui manque dans tous les imprimés, et dont je dois l'importante restitution à un manuscrit.

C'est dans le cours de l'exposition de son système que, s'interrompant tout-à-coup, il consigne une grande pensée, qui est le résumé de toute sa philosophie sur la science de la vie, à savoir, que, pour étudier le corps humain, il faut l'étudier dans ses rapports avec toute chose. Cette pensée a été relevée et citée par Platon, et c'est sous l'inspiration du philosophe et du médecin que Pascal a dit : « Les parties du monde ont toutes un tel rapport et un tel enchaînement l'une avec l'autre, que je crois impossible de connaître l'une sans l'autre et sans le tout. »

Les philosophes et médecins combattus par Hippocrate, étudiant le corps humain en soi, déduisaient tous les changements qu'il subit de la considération d'une seule propriété ; et ils tiraient cette déduction en vertu d'une doctrine assez semblable à celle de certains médecins de nos jours qui ont expliqué toutes les maladies par les lésions anatomiques. Au contraire, Hippocrate regarde le corps vivant comme une substance dont les propriétés ne peuvent être déterminées à priori, ni en vertu, disait-il alors, de la composition du chaud, du froid, du sec ou de l'humide, ni en vertu, aurait-il dit de nos jours, de la texture des parties. Lee chercher de cette façon, c'est les chercher par une mauvaise route, et ces propriétés ne se laissent pénétrer que par une expérimentation générale qui constate quels effets la subt- 5tance virante reçoit de chaque chose. La connaissance de ces effets constitue la connaissance du corps humain. C'est là ce que j'appellerai le vitalisme d'Hippocrate, vitalisme qui, prenant la vie comme une chose positive et l'être vivant comme une substance, en recherche les rapports d'action et de réaction avec les divers objets de la nature; vitalisme qui restera éternellement vrai à côté de tous les travaux qui ont pour but et ont eu, il faut ajouter, pour résultat de jeter, par l'examen de la forme et de la texture, une grande lumière sur certains phénomènes de l'organisme. A mesure que l'explication avance, la vie recule, elle s'échappe, et à jamais demeurera insaisissable; de sorte que nous devons toujours considérer l'être qu'elle anime, comme un corps doué de propriétés qu'il s'agit d'étudier par l'expérience, comme un corps duquel il faut apprendre, ainsi que le dit Hippocrate, comment il se comporte à l'égard de chaque chose. Or, c'est ce que rien au monde ne pourrait faire deviner à priori. Qui, pour me servir d'un exemple choisi par Hippocrate lui-même, aurait prévu, en recherchant l'organisation du cerveau, que le vin en dérange les fonctions? Et à qui encore la connaissance anatomique du corps humain aurait-elle appris que les miasmes marécageux produisent une fièvre intermittente?

C'est ici le lieu de remarquer (car Hippocrate lui-même me conduit à cette remarque, qui ne me semble pas sans importance) que la physiologie se compose de trois parties essentielles : la première est l'étude du développement de l'être depuis la fécondation jusqu'à la mort; la seconde est l'étude du mécanisme des fonctions; la troisième est l'étude des effets que l'organisme, entant que substance vivante, éprouve de toutes les choses avec lesquelles il se trouve en rapport. Ces trois parties ont été très inégalement traitées; en général, les modernes ont donné une attention particulière à la seconde. Les recherches anatomiques et les expériences physiologiques ont produit de très grands résultats et éclairé le jeu de plusieurs fonctions qui étaient restées un mystère pour nos prédécesseurs. La première partie, c'est-à-dire le développement de l'individu depuis le commencement jusqu'à la fin de la vie, a com-

ARGUMENT.

mencé à être traitée avec tout le soin qu'elle mérite, et elle forme une longue et admirable section du grand ouvrage de M. Burdach (3). Mais la troisième partie n'a pas encore obtenu autant de considération ; elle appartient plus directement à l'hygiène et à la pathologie, et elle a appelé plus que les autres l'attention d'Hippocrate et des anciens en général.

Le livre de l'Ancienne Médecine, si remarquable par la rectitude du jugement et par la profondeur des pensées, ne l'est pas moins par la beauté et l'excellence du style; là la forme est en tout digne du fond. Les périodes, généralement longues, sont construites avec une régularité parfaite; les membres de phrase s'y balancent et s'y complètent de manière à satisfaire aussi bien l'oreille que l'esprit; l'expression, pleine de justesse et de clarté, est toujours grave et ferme ; et cependant elle se colore d'intervalle en intervalle, de façon qu'on reconnaît l'écrivain qui, maître de son sujet et de lui-même, s'arrête dans les limites tracées par un goût naturel. C'est certainement un beau morceau de la littérature grecque ; et ce traité est un modèle achevé de la discussion scientifique sur les points généraux et élevés de la médecine.

Peut-être était-il difficile de reconnaître ces mérites dans les précédentes éditions, telles qu'elles donnent le traité de l'Ancienne Médecine : c'est un des livres qui ont le plus souffert de la négligence des copistes, et c'est aussi un des livres où la collation des manuscrits m'a permis d'apporter les changements les plus considérables, et, j'ose dire, les plus heureux.

En résumé, le livre de l'Ancienne Médecine donne une idée des problèmes agités du temps d'Hippocrate, et de la manière-dont ils étaient débattus. Il s'agissait, dans la plus grande généralité de la pathologie, de déterminer la cause des maladies ou, en d'autres termes, de poser les bases d'un système de médecine. Certains médecins disaient que cette cause, étant 6 une, résidait dans une propriété unique du corps, propriété qu'ils spécifiaient. Hippocrate répétait qu'en fait, cela était en contradiction avec l'expérience, qu'en principe une hypothèse était suspecte et stérile, et qu'il n'y avait de sûreté que dans l'étude des faits et dans la tradition de la science qui y ramène. Ainsi, quatre cents ans avant J.-C., on essayait de rattacher toute la médecine à une seule propriété hypothétique, comme on l'a essayé de nos jours ; mais cette propriété était ou le chaud, ou le froid, ou l'humide, ou le sec. Quatre cents ans avant J.-C., un esprit sévère et éclairé combattait de telles opinions au nom de l'expérience, montrait que les causes des maladies ne pouvant pas se ramener à une seule, le champ de la pathologie générale était bien plus vaste qu'on ne croyait ; et formulait ce que l'observation lui avait permis de conclure ; mais sa conclusion n'embrasse guère que le trouble dans le mélange des humeurs, que leur coction et leurs crises. Depuis lors, la méthode de ceux qu'Hippocrate avait combattus, et la méthode d'Hippocrate, l'hypothèse et l'observation se sont perpétuées, ainsi que le témoigne l'histoire de la médecine ; mais ce ne sont plus ni l'ancienne hypothèse, ni l'ancienne observation.

Il est certainement instructif d'étudier, dans le cours du temps, les problèmes tels qu'ils ont été posés, et les discussions qu'ils ont soulevées. On le voit, la science antique a de grandes ressemblances avec la science moderne ; dès l'époque que nous sommes forcés de regarder comme l'aurore de la médecine, dès les premiers monuments que noue possédons, les questions fondamentales sont débattues, et les limites de l'esprit humain sont touchées. Mais en dedans de ces limites, la science trouve, dans une immensité inépuisable de combinaisons, les matériaux qui la font grandir; et il est impossible de ne pas reconnaître que, sur un sol avec les alimente que lui fournissent les choses et l'expérience, elle se développe en vertu d'un principe interne de vie, qui réside dans l'enchaînement nécessaire de son développement successif.

NOTES

(1) Plut. De pîac. phil., v, 30.

(2) T. V, p. 8, Ed. Basil.

(3) Traité de physiologie, considérée comme science d'observation, trad. de l'allemand, par A.-J-L. Jonrdan, Paris, 18S7 — 1839, 8 volumes in-8*.

DE L'ANCIENNE MÉDECINE.

1. Tous ceux qui, de vive voix ou par écrit, ont essayé de traiter de la médecine, se créant à eux-mêmes, comme base de leurs raisonnements, l'hypothèse ou du chaud, ou du froid, ou de l'humide, ou du sec, ou de tout autre agent de leur choix, simplifient les choses, et attribuent, chez les hommes, les maladies et la mort à un seul ou à deux de ces agents, comme à une cause première et toujours la même ; mais ils se trompent évidemment dans plusieurs des points qu'ils soutiennent : d'autant plus blâmables qu'ils se trompent sur un art qui existe, que le monde emploie dans les choses les plus importantes, et honore particulièrement dans la personne des artistes et des praticiens excellents. Il y a, on le sait, de bons et de mauvais praticiens ; or cette distinction serait impossible, si la médecine n'était qu'une hypothèse, si elle n'avait rien observé ni rien trouvé; tous y seraient également inexpérimentés et ignorants; et le hasard seul réglerait le sort des malades. Mais cela n'est point; et, si, dans les autres arts, les artistes diffèrent beaucoup entr'eux et par la main et par la tête, il en est de même dans la médecine. De ce fait palpable, j'ai conclu qu'elle n'a aucun besoin d'une supposition vide, comme les choses occultes et douteuses, pour lesquelles, si on veut en discourir, il faut nécessairement se servir d'hypothèse : par exemple, dans les dissertations sur les objets célestes ou souterrains, quand même celui qui parle prétendrait savoir ce que sont ces objets, ni lui, ni ceux qui écoutent, n'auraient aucune évidence de la vérité ou de la fausseté des assertions; car toute vérification est impraticable.

2. Mais la médecine est, dès longtemps, en possession de toute chose, en possession d'un principe et d'une méthode qu'elle a trouvés : avec ces guides, de nombreuses et excellentes découvertes ont été faites dans le long cours des siècles, et le reste se découvrira, si des hommes capables, instruits des découvertes anciennes, les prennent pour point de départ de leurs recherches. Mais celui qui, rejetant et dédaignant tout le passé, tente d'autres méthodes et d'autres voies, et prétend avoir trouvé quelque chose, celui-là se trompe et trompe les autres; car cela est impossible, et cette impossibilité, je vais essayer de la démontrer par l'explication même de ce qu'est la médecine. Il en résultera la preuve que rien ne peut

se découvrir si ce n'est par cette route. Suivant moi, celui qui veut discourir sur l'art médical doit surtout s'attacher à dire des choses connues du vulgaire; car les discours et les recherches d'un médecin n'ont pas d'autre objet que les maladies dont chacun souffre et est affligé. Sans doute, les gens ignorants en médecine ne peuvent, dans leurs maladies mêmes, savoir ni comment elles naissent et finissent, ni par quelles causes elles croissent et diminuent; mais il leur est facile de comprendre ce qui est trouvé et expliqué par d'autres; car ce n'est pas autre chose pour eux que se rappeler, en écoutant le médecin, ce qu'ils ont éprouvé. Celui qui, s'écartant de leurs notions, ne les mettra pas dans une telle disposition d'esprit, s'écartera aussi de la réalité des choses. Tout cela prouve que la médecine n'a pas besoin d'hypothèse.

3. Dans l'origine, cet art n'aurait jamais été ni trouvé ni même cherché (car le besoin ne s'en serait pas fait sentir), si les hommes avaient été soulagés, malades, par le boire, le manger et le reste du régime dont ils usaient bien portants, et s'il n'y avait eu quelque chose de mieux à faire. Mais la nécessité même força les hommes de chercher et d'inventer l'art médical; car ils s'aperçurent que le régime de la santé ne convenait pas à la maladie, pas plus qu'il n'y convient aujourd'hui. Bien plus, en remontant dans les siècles passés, je pense que le genre de vie et de nourriture dont, en santé, on use de nos jours, n'aurait pas été découvert, si l'homme, pour son boire et son manger, avait pu se contenter de ce qui suffit au bœuf, au cheval, et à tous les êtres en dehors de l'humanité, à savoir des simples productions de la terre, des fruits, des herbes et du foin. 8 Les animaux s'en nourrissent, s'en accroissent, et vivent sans être incommodés et sans avoir besoin d'aucune autre alimentation. Sans doute, dans les premiers temps l'homme n'eut pas d'autre nourriture; et celle dont on se sert de nos jours me semble une invention qui s'est élaborée dans le long cours des ans. Mais d'une alimentation forte et agreste naissaient une foule de souffrances violentes, telles qu'on les éprouverait encore aujourd'hui par la même cause ; chez ceux qui se sustentaient avec ces matières crues, indigestes et pleines d'activité, survenaient des douleurs intenses, les maladies et une prompte mort. Les hommes d'alors en souffraient moins sans doute, à cause de l'habitude ; cependant le mal était grand même pour eux; et la plupart, surtout ceux qui

étaient d'une constitution plus faible, périssaient ; les natures les plus vigoureuses résistaient davantage. C'est ainsi que, de nos jours, les uns digèrent, avec facilité, des aliments d'une grande force, et les autres n'en triomphent qu'avec beaucoup de peine et de douleur. Telle fut, ce me semble, la cause qui engagea les hommes à chercher une nourriture en harmonie avec notre nature, et ils trouvèrent celle qui est en usage maintenant. En effet, apprenant à macérer, à monder, à cribler, à moudre, à pétrir les grains, ils ont fabriqué, avec le blé, du pain, avec l'orge, de là pâte qu'ils ont travaillée de mille manières. Ils ont fait bouillir, fait rôtir, composé des mélanges, et tempéré, par des substances plus faibles, ce qui était fort et intempérie, se réglant en toute chose sur la nature et les forces de l'homme; car ils pensèrent que les substances qui seraient trop fortes pour pouvoir être surmontées par la nature, produiraient, si elles étaient ingérées, des souffrances, la maladie et la mort; qu'au contraire, tout ce qui serait digestible contribuerait à la nutrition, à l'accroissement et à la santé. A de telles recherches, à de telles inventions, quel nom donner plus juste et plus convenable que celui de médecine : médecine trouvée pour la santé, pour la nourriture, pour le salut de l'homme, changement de ce régime qui ne lui avait causé que souffrance, maladie et mort?

4. Si l'on prétend que ce n'est pas là un art, j'y consens. En effet, là où il n'y a pas d'ignorant, là où tous sont entendus à cause de l'usage et de la nécessité, on ne peut dire qu'il y ait d'artistes. Et cependant tout cela forme une invention importante et pleine d'art et d'observation. Encore aujourd'hui, ceux qui s'occupent de la gymnastique et du développement des forces, ajoutent sans cesse quelque nouveau perfectionnement, cherchant, d'après la même méthode, quelles boissons et quels aliments, digérés le mieux, accroissent le plus les forces.

5. Mais examinons la médecine proprement dite, celle qui a été inventée pour les malades, celle qui a un nom et des artistes ; voyons si elle se propose quelqu'un des mêmes objets, et d'où elle a pu prendre son origine? Nul, je l'ai déjà dit au début, n'aurait cherché la médecine, si le même régime eût convenu à la maladie et à la santé. De nos jours même, les peuples sans médecin, et quelques-uns des Grecs vivent, malades, comme s'ils se portaient bien, ne consultant que leur plaisir, ne s'abstenant de rien de ce

qui leur agrée, et ne se soumettant à aucune restriction. Mais les hommes qui ont cherché et trouvé la médecine, ayant les mêmes idées que ceux dont j'ai parlé plus haut, ont d'abord, je pense, retranché quelque chose de la nourriture habituelle, et, au lieu de laisser manger beaucoup, n'ont laissé manger que peu. Il arriva que ce régime leur suffit pour quelques malades, qui, évidemment, en retirèrent du bénéfice; non tous cependant; et quelques-uns étaient dans un tel état, qu'ils ne pouvaient triompher même d'une petite quantité de nourriture. On crut devoir leur donner quelque chose de plus faible, et l'on inventa Les bouillies où l'on mêle peu de substance à beaucoup d'eau, et où l'on enlève ce qu'il y a de substantiel par le mélange et la cuisson. Enfin, à ceux même qui ne pouvaient supporter les bouillies, on les supprima, et l'on se borna aux simples boissons, ayant soin d'en régler la quantité et le tempérament, et de n'en donner ni trop, ni peu, ni de trop intempérées.

6. Il faut savoir qu'il est des malades à qui les bouillies ne conviennent pas, et chez qui, s'ils en usent, la fièvre et les douleurs s'accroissent évidemment ; de sorte qu'indubitablement la substance prise est devenue pour la maladie aliment et accroissement, pour le corps cause de faiblesse et de dépérissement. 9 Si à des hommes placés dans de telles conditions on accorde une nourriture solide, de la pâte d'orge ou du pain, même en très petite quantité, ils eu souffrent dix fois plus, et d'une manière bien plus manifeste que s'ils s'étaient restreints aux bouillies, par cela seul que l'alitaient est trop substantiel pour la disposition où ils se trouvent. D'un autre côté, le malade qui peut prendre des bouillies, mais non manger, sera, s'il ma tige beaucoup, bien plus incommodé que s'il mange peu ; mais, même en Rangeant peu, il souffrira encore. Toutes ces causes de souffrances reviennent à un même point, c'est que les aliments les plus forts nuisent le plus et de la manière la plus manifeste.

7. Celui donc qui est appelé médecin, celui qui, de l'aveu de tous, possède un art, et qui a découvert le régime et l'alimentation des malades, semble-t-il avoir suivi une autre route que celui qui, changeant, à l'origine, le genre de vie sauvage et brutal des hommes, les amena à la nourriture qui est aujourd'hui la nôtre ? Selon moi, la méthode est la même, la découverte est identique. L'un a travaillé à retrancher ce qui, à cause de qualités intempérées et agrestes,

était au-dessus des forces de l'économie humaine en santé; l'autre, tout ce qui était au-dessus des forces de la constitution à cause de l'état accidentel où elle se trouvait. Où la différence entre ces deux recherches, si ce n'est que la seconde a plus de faces, est plus diversifiée, exige plus d'industrie, mais que la première a été le point de départ?

8. L'alimentation des malades comparée à «elle des gens bien portants ne paraît pas plus nuisible que l'alimentation des gens bien portants comparée à celle des bêtes sauvages et des autres animaux. Prenons en effet un homme atteint d'une affection qui n'est ni des plus graves et des plus insupportables, ni, non plus, des plus bénignes, mais telle qu'il se ressente d'un écart de régime, s'il vient à manger du pain, de la viande, ou toute autre chose profitable en santé; je ne dis pas en grande quantité, mais même beaucoup moins qu'il ne pourrait le faire bien portant; prenons, d'autre part, un homme en santé, doué d'une constitution ni très vigoureuse ni très faible, lequel se mettra à manger des substances qui seraient utiles et fortifiantes pour un bœuf et un cheval, de la vesce, de l'orge, ou tout autre aliment semblable, et à en manger, non pas beaucoup, mais bien moins qu'il ne le pourrait : par cette expérience, l'homme bien portant ne sera exposé ni à moins de souffrances ni à moins de périls que l'homme malade qui aura mangé intempestivement du pain ou de la pâte d'orge. Tout cela prouve que, cherché par cette méthode, l'art tout entier de la médecine pourrait de nouveau être découvert.

9. Si les choses étaient aussi simples qu'il vient d'être dit, si toute nourriture forte incommodait, toute nourriture faible accommodait et sustentait l'homme malade et l'homme sain, il n'y aurait pas de difficulté ; car on ne courrait aucun danger à incliner toujours du côté d'une alimentation faible. Mais on commettrait une égale faute, une faute non moins malfaisante à l'homme, si on lui donnait une nourriture insuffisante et au-dessous de ses besoins. Car l'abstinence peut beaucoup dans l'économie humaine, pour rendre faible, pour rendre malade, pour tuer. Toutes sortes de maux sont engendrés par la vacuité, différents, il est vrai, de ceux qu'engendre la réplétion, mais non moins funeste. Ainsi la médecine a bien plus d'une face, et exige une précision de plus d'un genre, il faut donc se faire une mesure; mais cette mesure, vous ne la trouverez ni dans

un poids ni dans un nombre où vous puissiez rapporter et vérifier vos appréciations ; elle réside uniquement dans la sensation du corps. C'est un travail que d'acquérir assez de précision dans le jugement pour ne se tromper que peu en-deçà ou en-delà ; et je suis plein d'admiration pour le médecin qui ne commet que de légères erreurs. Sais une habileté consommée se voit rarement. La plupart des médecins ressemblent aux mauvais pilotes, tant que le calme règne, leurs fausses manœuvres ne sont pas apparentes ; mais viennent un violent orage et un vent impétueux, ils laissent périr le bâtiment, et il n'est personne qui ne reconnaisse, dans le désastre, leur maladresse et leur ignorance. Il en est de même des mauvais médecins, qui forment le plus grand nombre : tant qu'ils traitent des maladies peu graves, où les fautes les plus grossières ne pourraient produire de sérieux accidents (et il faut savoir que les maladies légères sont plus fréquentes que les maladies dangereuses), leurs bévues ne sont pas visibles pour le vulgaire ; 10 mais qu'il leur échoie une affection grave, violente, redoutable, alors leurs faux pas se voient ; leur inhabileté se manifeste ; car la punition des fautes du pilote et du médecin ne se fait pas attendre, elle vient aussitôt.

10. Qu'une abstinence intempestive ne cause pas de moindres souffrances qu'une intempestive réplétion, c'est ce qu'enseignera clairement un rapprochement avec l'état de santé. Il est des gens qui se trouvent bien de ne faire qu'un repas ; et, parce qu'ils s'en trouvent bien, ils s'en sont imposé la règle. D'autres font, de plus, un repas le matin, pour la même raison, à savoir parce que leur santé l'exige : exigences qui n'existent pas pour ceux qui, par plaisir ou par toute autre circonstance, adoptent l'une ou l'autre habitude : il est, en effet, indifférent à la plupart de s'accoutumer à faire ou un seul repas, ou un repas de plus le matin. Mais il en est qui ne pourraient, se dérangeant du régime qui leur est salutaire, supporter facilement cet écart; et chez eux, d'un changement, en plus ou en moins, pour une seule journée, pas même entière, naîtraient de graves incommodités. Les uns, s'ils font un repas du matin contre leur régime, deviennent lents, pesants de corps et d'esprit ; ils sont saisis de bâillements, de somnolence et de soif; et si, là-dessus, ils font leur repas du soir, il survient du ballonnement, des tranchées et une abondante diarrhée : souvent c'est le commencement d'une

maladie sérieuse ; et il leur a suffi de prendre deux fois (et rien de plus) les mêmes aliments qu'ordinairement ils ne prenaient qu'une fois. Les autres, qui ont l'habitude de faire, le matin, un repas, que leur santé exige, viennent-ils à omettre ce repas, ils sont pris, dès que l'heure est passée, d'une débilité générale; les yeux jaunissent ; l'urine devient épaisse et chaude ; la bouche amère ; tiraillements dans les entrailles, vertiges, mauvaise humeur, inhabileté au travail ; et avec tout cela, quand ils essaient de manger à l'heure du second repas, les mets leur paraissent moins agréables ; ils ne peuvent achever ce qui faisait auparavant leur second repas quand ils avaient pris leur premier; les aliments, descendant avec des tranchées et des gargouillements, échauffent le ventre ; et le sommeil de la nuit est pénible et plein de rêves agités et fatiguants. Souvent encore, pour ceux-là, c'est le point de départ d'une maladie.

11. Examinons par quelles causes ces incommodités sont produites : le premier, celui qui a l'habitude d'un seul repas, n'a pas attendu, je pense, le temps suffisant pour que l'abdomen ait eu pleine jouissance des aliments ingérés la veille, en ait triomphé, et soit rentré dans le relâchement et le repos ; mais, tandis que les organes digestifs étaient encore dans la chaleur et dans la fermentation, il les a remplis de nouveau ; de tels estomacs digèrent bien plus lentement, et ont besoin de plus longs intervalles d'inaction et de tranquillité. Le second, au contraire, celui qui a l'habitude de faire deux repas, n'a pas, dès que le corps a réclamé de la nourriture, dès que le repas précédent a été digéré, et qu'il n'est plus rien resté à consommer, aussitôt donné à son estomac de nouveaux aliments ; c'est la faim qui le travaille et qui l'épuise. Car, tous les accidents que je viens d'énumérer, je les attribue à la faim ; et certes, tout autre homme qui, bien portant, restera deux ou trois jours sans manger, éprouvera des souffrances analogues à celles dont j'ai parlé chez l'homme, usant de régime, qui a omis son premier repas.

12. Selon moitiés constitutions qui se ressentent promptement et fortement de leurs écarts, sont plus faibles que les autres; le faible est celui qui se rapproche le plus du malade ; et le malade est encore plus faible ; aussi doit-il souffrir plus que tout autre, des fautes du régime. Il est difficile, l'art ne possédant pas une exactitude correspondante, d'atteindre toujours le plus haut degré de précision ; et

cependant beaucoup de cas dont il sera question ailleurs, ne réclament rien de moins que ce degré. Certes, bien loin de contester à l'art ancien sa réalité et la bonté de sa méthode, et de le condamner pour n'avoir pas une certitude sur toute chose, je maintiens qu'il faut le louer d'être dans une voie où, par le raisonnement, il peut encore, je pense, arriver près de l'extrême exactitude, et admirer comment du sein d'une profonde ignorance sont sorties les découvertes, par une belle et savante recherche, et non par le hasard.

13. Je reviens à ceux qui, suivant la nouvelle méthode, cherchent l'art d'après une hypothèse. Si c'est le chaud, ou le froid, ou le sec, ou l'humide qui nuit à l'homme, il faut que le médecin habile guérisse le froid par le chaud, le chaud par le froid, l'humide par le sec, le sec par l'humide. Supposons un homme d'une constitution non pas robuste, mais faible ; qu'il mange du blé tel qu'il sort de l'aire, cru et sans préparation, des viandes également crues, et qu'il boive de l'eau. En suivant un pareil régime, il éprouvera, j'en suis sûr, des incommodités graves et nombreuses ; les douleurs le saisiront, le corps s'affaiblira, le ventre se dérangera, et certes il ne pourra vivre longtemps. Quel remède administrer dans de pareilles circonstances ? le chaud ou le froid, ou le sec ou l'humide ? Évidemment l'un ou l'autre. Car, si c'est l'une de ces quatre choses qui le rend malade, il faut y remédier par le contraire, suivant leur propre raisonnement. Or le remède le plus sûr et le plus évident, c'est de changer le genre de vie dont il usait, de lui donner du pain au lieu de blé, des viandes cuites au lieu de viandes crues, et du vin à boire après son repas. Avec ce changement, il est impossible qu'il ne se rétablisse pas, à moins que sa constitution n'ait été profondément altérée par la durée du mauvais régime. Que dirons-nous donc ? Sont-ce des substances froides qui l'ont rendu malade, et des substances chaudes qui l'ont guéri ? ou bien est-ce le contraire? Je pense qu'on serait embarrassé de répondre à ces questions ; car, est-ce le chaud, ou le froid, ou le sec, ou l'humide que l'on ôte au pain en le faisant ; le pain qui est soumis au feu et à l'eau, qui subit plusieurs préparations dont chacune a une vertu particulière, qui prend une partie de ses principes et qui se combine et se mélange avec d'autres ?

14. Je suis assuré qu'il est très différent pour le corps d'user d'un pain fait avec de la farine blutée ou non blutée, avec du grain bien

moulu ou mal moulu, pétri avec beaucoup d'eau ou avec peu d'eau, travaillé fortement ou peu travaillé, bien cuit ou peut cuit, et mille autres diverses préparations. Il faut en dire autant des préparations de la pâte d'orge. De chacune, les propriétés ont une grande puissance, et l'une ne ressemble en rien à l'autre. Celui qui n'observe pas ces différences, ou, les observant, n'en sait pas la valeur, comment pourrait-il connaître quelque chose aux maladies des hommes ? car chacune de ces qualités agit sur le corps et le modifie de telle ou telle façon; et c'est delà que dépend toute la vie pendant la santé, pendant la convalescence et la maladie. Rien donc ne serait plus utile, plus nécessaire à savoir. Les premiers inventeurs, qui usèrent, dans leurs recherches, d'une bonne méthode et d'un juste raisonnement, ayant su approprier ces différences à la nature humaine, pensèrent qu'un tel art mériterait d'être attribué à un dieu ; opinion qui est consacrée. Estimant que ce n'est ni du sec, ni de l'humide, ni du chaud, ni du froid, ni d'aucune autre de ces choses que l'homme souffre ou a besoin, mais que c'est de ce qu'il y a de plus fort dans chaque qualité, et de ce qui est plus puissant que la constitution humaine, ils regardèrent comme nuisible ce dont cette même constitution ne pouvait triompher, et ils essayèrent de l'enlever. Or, ce qu'il faut entendre par le plus fort, c'est, parmi les qualités douces, la plus douce ; parmi les amères, la plus amère ; parmi les acides, la plus acide; en un mot le summum de chacune. Car ils virent et qu'elles existent dans l'homme et qu'elles nuisent à l'homme. Dans le corps, en effet, se trouvent l'amer, le salé, le doux, l'acide, l'acerbe, l'insipide, et mille autres dont les propriétés varient à l'infini par la quantité et par la force. Ces choses mêlées ensemble et tempérées l'une par l'autre, ne sont pas manifestes et ne causent pas de souffrances ; mais si l'une d'elles se sépare et s'isole du reste, alors elle devient visible et cause de la douleur. Il en est de même des aliments qui ne sont pas propres à l'homme et dont l'ingestion le rend malade ; chacun d'eux a une qualité qui n'a pas été tempérée, ou amère, ou salée, ou acide, ou toute autre qualité intempérée et forte ; c'est pourquoi votre santé en est troublée, aussi bien que par les qualités qui s'isolent dans notre corps. Mais les aliments et les boissons habituelles évidemment ne renfermeront pas de telles humeurs intempérées et excessives ; tels sont le pain, la pâte d'orge, et les autres substances de semblable nature, dont on use toujours et le plus abondamment, et dont j'excepte les mets préparés et assaisonnés pour flatter le palais et la sensualité. Ces aliments salutaires, dont on prend le plus, ne produisent ni trouble ni désunion des qualités cachées dans l'économie ; mais ils produisent vigueur, accroissement, nutrition, par aucune autre vertu si ce n'est quitus sont mélangés heureusement, qu'ils n'ont rien d'intempéré, rien de fort, et que tout y est devenu un, simple, atténué.

15. Pour moi, quand j'écoute ceux qui font ces systèmes et qui entraînent la médecine loin de la vraie route vers l'hypothèse, je ne sais comment ils traiteront les malades en conformité avec leurs principes. Car ils n'ont pas trouvé, je pense, quelque chose qui soit chaud, froid, sec ou humide, en soi, et sans mélange d'aucune autre qualité ; et, sans doute, ils n'ont pas à leur disposition d'autres boissons et d'autres aliments que ceux dont nous usons tous ; mais ils attribuent à ceci ou à cela la qualité ou chaude, ou froide ou sèche ou humide. Or l'incertitude serait grande s'ils prescrivaient d'administrer quelque chose de chaud, en soi, au malade ; celui-ci leur demandera aussitôt quelle est cette chose ; et ils seront réduits ou à répondre par du verbiage ou à recourir à quelqu'une des substances connues. S'il arrive qu'une substance chaude soit en même temps acerbe, une autre substance chaude insipide, une autre perturbatrice (et il y a une foule de substances chaudes qui ont beaucoup d'autres qualités opposées), il faudra bien donner la substance chaude qui est acerbe, ou la substance chaude qui est insipide, ou la substance froide (car il en est de telles) qui est acerbe, ou la substance froide qui est insipide. Mais il est certain que l'une et l'autre produisent des effets absolument contraires non-seulement sur l'homme, mais encore le le cuir, sur le bois, corps bien plus insensibles. Car ce n'est pas le chaud qui a la plus grande puissance, mais c'est l'acerbe, c'est l'insipide ; ce sont toutes les qualités que j'ai énumérées, dans l'homme et hors de l'homme, dans ce qu'il mange et dans ce qu'il boit, dans les substances avec lesquelles il se fait des onctions, et dans celles qu'il lui arrive d'appliquer sur son corps.

16. Pour moi, je pense que, de toutes les qualités, le froid et la chaleur ont la moindre puissance sur l'économie humaine, par les raisons suivantes : aussi longtemps que ces deux qualités restent

mélangées l'une avec l'autre, nul mal n'est éprouvé ; car le froid est tempéré et mitigé par le chaud, le chaud par le froid ; c'est quand l'une des deux s'isole, que le mal commence. Mais dans le moment même où le froid survient et cause de la souffrance, tout d'abord et par cela seul le chaud arrive, fourni par le corps, sans qu'il soit besoin d'aucune aide ni préparation. Et cela s'opère aussi bien chez l'homme sain que chez l'homme malade. En effet, d'un côté, si, en santé, l'on veut, pendant l'hiver, se refroidir soit par un bain froid, soit de toute autre manière, plus on essaiera de le faire, sans toutefois se geler complètement, plus, après s'être rhabillé et mis à couvert, on éprouvera un échauffement considérable. D'un autre côté, si l'on veut se procurer une forte chaleur soit par un bain chaud, soit par un grand feu, puis demeurer avec le même vêtement et dans le même lieu qu'après s'être refroidi, on éprouvera un froid bien plus vif, et l'on frissonnera bien davantage. Celui qui s'évente à cause d'une chaleur étouffante, et se donne du frais de cette manière, se sentira, au moment où il cessera de se rafraîchir, dix fois plus brûlant et plus étouffé que celui qui ne fait rien de tout cela. Voici un exemple encore plus frappant : les gens qui, marchant dans la neige ou exposés à une température rigoureuse, ont éprouvé un froid excessif aux pieds, aux mains ou à la tête, que ne souffrent-ils pas, la nuit, quand ils sont abrités et placés dans un lieu chaud, par l'ardeur et les démangeaisons auxquelles ils sont en proie? Parfois il leur survient des phlyctènes comme s'ils avaient été brûlés par le feu ; et ils ne ressentent pas ces douleurs avant de s'être réchauffés ; tant est grande la facilité avec laquelle le chaud et le froid se remplacent alternativement ! Je pourrais citer mille autres observations semblables. Quant aux malades, n'est-ce pas chez ceux qui sont pris de frisson que s'allume la fièvre la plus ardente? mais elle n'a pas une grande force, elle cesse en peu de temps, et elle est innocente le plus souvent ; tant qu'elle dure, elle donne une chaleur générale, et, parcourant tout le corps, elle finit surtout dans les pieds, où le frisson et le froid ont eu le plus d'intensité et ont persisté le plus longtemps. Enfin, quand, après la sueur, la fièvre s'en va, le malade a plus froid que s'il n'avait pas eu la fièvre. Puis donc que les deux contraires se succèdent avec tant de rapidité et se neutralisent spontanément, qu'en attendre de grand et de puissant, et qu'est-il besoin de 13 beaucoup de secours contre l'un et l'autre?

17. On objectera que, dans les fièvres ardentes, les péripneumonies et les autres maladies graves, la chaleur ne disparaît pas promptement, et que là le froid et le chaud n'alternent plus. J'y crois justement trouver la plus grande preuve que la fièvre n'est pas produite simplement par le chaud,- et qu'il n'est pas la cause seule de la maladie ; mais qu'il y a un chaud amer, un chaud acide, un chaud salé, et mille autres, puis un froid avec autant de qualités différentes. Ce sont là les vraies causes du mal; le chaud, sans doute, est présent avec la force qu'il possède, dirigeant, activant, augmentant la qualité jointe à lui, mais il n'a aucune vertu plus grande que celle qui lui appartient.

18. Que les choses se comportent ainsi, c'est ce que prouvent les signes suivons : d'abord il en est de très évidents dont nous avons déjà fait tous et ferons encore l'expérience. Quand on est affecté d'un coryza et qu'il se fait un écoulement par les narines, cette humeur, devenue beaucoup plus acre que celle qui était rendue auparavant et que le nez fournit chaque jour, le fait enfler et excite une chaleur excessive et un sentiment de brûlure; et si en y porte souvent la main et que le flux persiste longtemps, la partie, quoique sèche et peu charnue, s'excorie. L'inflammation du nez s'apaise, non pas tant que dure le catarrhe et que la phlegmasie existe, mais quand l'humeur devient plus épaisse, moins acre, et quand, par la coction, elle se mêle davantage au liquide primitif ; alors seulement l'inflammation cesse. Ceux au contraire chez qui le mal est produit manifestement par la seule qualité froide sans le concours d'aucune autre chose, en sont tous délivrés par le passage même du froid au chaud, et le retour du chaud au froid, lesquels succèdent promptement l'un à l'autre et n'ont besoin d'aucune coction ; mais tout ce que je dis être produit par les âcretés et les intempéries des humeurs, rentre dans le calme d'une même manière, c'est-à-dire par le mélange et la coction.

19. Autre exemple : les fluxions qui se jettent sur les yeux, ayant des âcretés violentes et diverses, ulcèrent les paupières, excorient, chez quelques-uns, les joues, le dessous de l'œil et toutes les parties eu elles s'épanchent, percent même et corrodent la membrane autour de la prunelle. Douleurs, inflammation, chaleur extrême, tout cela dure, jusqu'à quand? jusqu'au moment où la fluxion s'épais-

sit par le travail de la coction, et où l'humeur qui s'écoule devient chassieuse. Avoir subi la coction, c'est, pour les humeurs, avoir été mélangées, tempérées les unes par les autres, et cuites ensemble. Quant aux fluxions sur la gorge, qui produisent les enrouements, les angines , les inflammations, les péripneumonies, toutes jettent d'abord des humeurs salées, aqueuses et âcres, et c'est alors que croit la maladie; mais, quand les humeurs s'épaississent par la coction et perdent leur âcreté, alors se résolvent les fièvres et tout ce qui afflige le malade. Car il faut sans doute considérer, comme cause de chaque maladie, des choses telles que cette façon d'être existe avec leur présence, et cesse avec leur transformation en un autre mélange. Donc, si tout ce qui procède du chaud même ou du froid pur, sans participation d'aucune autre qualité, prend fin par le changement du froid en chaud ou du chaud en froid, changement qui s'opère, comme je l'ai dit plus haut, il est vrai que les autres maladies auxquelles l'homme est sujet, proviennent toutes des qualités. Voyez», quand le suc amer qu'on appelle bile jaune, prédomine, quelle anxiété, quelle chaleur, quelles faiblesses se manifestent. Délivré de cette bile et évacué, soit spontanément, soit par un purgatif, le malade, si l'évacuation s'est faite à propos, est débarrassé des souffrances et de la chaleur fébrile ; mais, tant que ces humeurs sont en mouvement, sans coction ni mélange, la médecine n'a aucun moyen de faire cesser la douleur et la fièvre. Et quand il se développe des acidités acres et érugineuses, quelles irritations furieuses, quelles douleurs mordantes dans les viscères et la poitrine, quelles angoisses ! Ces accidents ne prennent fin que lorsque les acidités ont été épurées, calmées, tempérées par le reste. La coction, le changement, l'atténuation et l'épaississement jusqu'à forme d'humeurs s'opèrent de plusieurs manières différentes. Aussi les crises et le calcul des jours ont, en ceci, une grande puissance. Certes il n'est rien là qui se puisse attribuer au chaud eu au froid ; car avec le chaud ou le froid, il ne se ferait ni maturation, ni épaississement. 14 Que devons-nous donc y voir ? des mélanges d'humeurs qui ont des propriétés diverses les unes par rapport aux autres, tandis que le chaud n'a, pour perdre sa chaleur, que la mixtion avec le froid, et que le froid n'est neutralisé que par le chaud. Toutes les humeurs, dans le corps, sont d'autant plus douces et d'autant meilleures qu'elles ont subi plus de mélanges, et l'homme se trouve en l'état le plus favorable quand tout demeure dans la coction et le repos, sans que rien manifeste une qualité prédominante. C'est un sujet que maintenant je crois avoir exposé d'une manière suffisante.

20. Quelques-uns disent, sophistes et médecins, qu'il n'est pas possible de savoir la médecine sans savoir ce qu'est l'homme, et que celui qui veut pratiquer avec habileté l'art de guérir, doit posséder cette connaissance. Mais leurs discours ont la direction philosophique des livres d'Empédocle et des autres qui ont écrit sur la nature humaine, et exposé, dans le principe ce qu'est l'homme, comment il a été formé d'abord, et d'où provient sa composition primordiale : pour moi, je pense que tout ce que sophistes ou médecins ont dit ou écrit sur la nature, appartient moins à l'art de la médecine qu'à l'art du dessin. Je pense encore que c'est par la médecine seule qu'on arrivera à quelques connaissances positives sur la nature humaine, mais à condition d'embrasser la médecine même dans sa véritable généralité. Sans cela, il me semble qu'on est bien loin de telles connaissances, je veux dire, de savoir ce qu'est l'homme, par quelles causes il subsiste, et le reste exactement. Ainsi je crois fermement que tout médecin doit étudier la nature humaine, et rechercher soigneusement, s'il veut remplir ses obligations, quels sont les rapports de l'homme avec ses aliments, avec ses boissons, avec tout son genre de vie, et quelles influences chaque chose exerce sur chacun. Et il ne suffit pas de savoir simplement que le fromage est un mauvais aliment, parce qu'il cause des douleurs à ceux qui s'en rassasient ; mais il faut savoir quelle douleur il cause, pour quelle raison, et à quelle humeur du corps il est contraire. Il y a en effet beaucoup d'autres aliments et boissons qui sont nuisibles à l'économie humaine, mais qui ne l'affectent pas de la même manière. Soit pour exemple le vin pur, qui, bu en grande quantité, jette l'homme dans une certaine faiblesse ; on n'aura qu'à ouvrir les yeux pour connaître que la cause de cette faiblesse est dans la propriété du vin et dans le vin lui même ; et nous savons sur quoi, dans l'économie humaine, il porte son action. Cette vérité, qui est manifeste ici, je veux qu'elle le soit aussi dans les autres cas. Le fromage (puisque je me suis déjà servi de cet exemple) ne nuit pas à tout le monde ; il est des gens qui peuvent s'en rassasier sans le moindre inconvénient, et même il fortifie merveilleusement

ceux à qui il convient ; il en est, au contraire, qui ne le digèrent que difficilement. Les constitutions des uns et des autres diffèrent donc, et elles diffèrent en ceci : à savoir que l'humeur qui, dans le corps, ne compatit pas avec le fromage, est éveillée et mise en mouvement par cette substance. Les natures chez lesquelles une pareille humeur est surabondante et prédominante, doivent naturellement souffrir davantage de cet aliment ; mais s'il était malfaisant pour la constitution humaine tout entière, il nuirait à tous les hommes. Donc, connaître ces propriétés diverses, ce serait savoir se préserver des maux qu'elles causent.

21. Dans les convalescences et dans les maladies qui durent longtemps, il survient des perturbations fréquentes, les unes spontanément, les autres par des choses fortuitement administrées. Si, le jour même de ces perturbations, le hasard veut qu'il y ait eu quelque innovation, par exemple, un bain, une promenade, un mets différent, toutes choses qu'il vaut mieux avoir faites que n'avoir pas faites, je sais que néanmoins la plupart des médecins, comme le vulgaire, attribueront à ces choses le trouble survenu, ignorant la vraie cause et proscrivant ce qui peut-être est le plus utile. C'est une faute ; car l'on doit savoir les effets d'un bain donné mal à propos et ceux d'un exercice inopportun ; jamais le même mal n'est produit par un bain et un exercice, pas plus qu'il ne l'est par toute autre chose, par la réplétion, par tel ou tel aliment. Celui donc qui ne connaîtra pas comment chacune de ces choses se comporte à l'égard de l'homme, n'en connaîtra ni les effets ni l'usage convenable.

22. Selon moi, le médecin doit en outre sa- 15 voir quelles maladies dérivent des puissances et des figures. Que veux-je dire par là ? J'appelle puissances les propriétés extrêmes et les forces des humeurs, j'appelle figures la conformation des organes qui sont dans le corps. Les uns sont creux, et, de larges, ils vont en se rétrécissant; les autres sont déployés ; d'autres, solides et arrondis ; quelques-uns, larges et suspendus ; d'autres étendus ; d'autres larges; d'autres denses; d'autres mous et pleins de sucs ; d'autres spongieux et lâches. Maintenant, s'il s'agit d'attirer des liquides hors du reste du corps, lesquels des organes creux et déployés, ou solides et ronds, ou creux et de larges de venant étroits, lesquels, dis-je, auront la plus grande puissance ? Pour moi, je pense que ce sont ceux qui,

étant creux et larges, vont en se rétrécissant. On en peut juger par ce qui est visible au dehors : la bouche ouverte, vous n'aspirerez aucun liquide ; mais rapprochez les lèvres en les allongeant et en les comprimant, et vous aspirerez tout ce que vous voudrez, surtout si vous ajoutez un tuyau. De même, les ventouses, qui, larges au fond, se rétrécissent vers le goulot, ont été imaginées pour attirer les humeurs hors des chairs. Il en est ainsi de beaucoup d'autres choses. Parmi les organes intérieurs du corps, une constitution et une forme de ce genre ont été données à la vessie, à la tête et à l'utérus. Et manifestement ce sont les parties qui aspirent le plus, et elles sont toujours pleines d'un liquide qu'elles ont attiré. Les organes creux et déployés recevraient mieux que tout autre les humeurs affluentes ; mais ils ne pourraient attirer aussi bien. Les organes solides et arrondis n'attirent ni ne reçoivent ; car le liquide coulerait tout autour, sans trouver de lieu qui l'arrêtât et le retint. Les organes spongieux et lâches, tels que la rate, le poumon et les mamelles, placés près des liquides, les absorberaient, et ce sont surtout ces parties qui se durciraient et se gonfleraient par l'afflux des humeurs ; car les humeurs ne seraient pas dans la rate comme dans un viscère creux qui les renfermerait dans sa capacité même et les évacuerait chaque jour. Mais, lorsque la rate aurait absorbé et reçu dans son intérieur le liquide, les vides, les spongiosités et les petits interstices se trouveraient remplis, et, de poreuse et de molle qu'elle était, elle deviendrait dure et dense; car elle n'est apte ni à la coction, ni à l'émission des humeurs. Or, cela lui arrive à cause de sa figure. Tout ce qui est cause que l'air s'engendre et tournoie dans le corps, produit naturellement du bruit et des murmures dans les parties creuses et spacieuses, telles que le ventre et la poitrine. Car, lorsqu'il ne les remplit pas de manière à devenir immobile et qu'il a de l'espace pour changer et se mouvoir, il faut nécessairement que les mouvements et le bruit se voient et s'entendent. Par la même cause, les organes qui sont charnus et mous, éprouvent des stupeurs et des obstructions, comme il arrive dans les apoplexies. Quand l'air intérieur rencontre sur son passage un organe large, et vient s'y heurter, et quand cette partie, n'ayant naturellement ni assez de force pour résister à la violence et n'en souffrir aucun dommage, ni assez de mollesse et de laxité pour céder à l'air et obéir au choc, est, au contraire, tendre, serrée, pleine de suc et de sang, comme le foie, alors, à cause de sa largeur et de son tissu serré, elle résiste, loin décéder. L'air intérieur, s'augmentant et se fortifiant par la résistance, fait principalement effort contre l'obstacle. A cause de sa mollesse et du sang qui le remplit, l'organe ne peut qu'en souffrir; aussi est-il exposé aux douleurs les plus aiguës et les plus intenses, avec suppurations et toutes sortes d'abcès. Ces mouvements se font aussi ressentir au diaphragme avec force, mais beaucoup moins ; le diaphragme est, à la vérité, large, étendu, et il fait obstacle ; mais sa constitution est plus nerveuse et plus robuste; aussi reçoit-il moins d'atteintes ; cependant il y survient aussi des douleurs et des abcès.

23. A l'intérieur et à l'extérieur du corps, il est plusieurs autres figures d'organes qui contribuent, très diversement entre elles, aux souffrances soit chez l'homme sain, soit chez l'homme malade. Tels sont : une tête grosse ou petite, un cou mince ou gros, long ou court, un ventre allongé ou arrondi, la largeur ou l'étroitesse de la poitrine et des côtes, et mille autres conditions dont il faut connaître les différences, afin qu'avec un savoir exact on observe les causes de chaque chose.

24. Quant aux qualités des humeurs et à l'examen des actions que chacune d'elles peut exercer sur le corps, il en a déjà été parlé, ainsi que de l'affinité qu'elles ont les unes pour les antres. Sur quoi, je demande : si un eue doux se métamorphose en un autre, non par un mélange accidentel, mais par un changement spontané, que deviendra-t-il d'abord? Sera-t-il amer ou salé, ou acerbe, ou acide? Je pense qu'il deviendra acide. Donc, de tout ce qui se pourrait administrer, le suc acide serait le pins mauvais, dans le cas où le sue doux serait, de tous, le plus convenable. Ainsi celui qui, par ses recherches, pourrait connaître la nature des choses extérieures, pourrait aussi toujours choisir ce qui est le meilleur; or, le meilleur est ce qui est le plus éloigné du nuisible.

ISBN : 978-1718610958

www.ingramcontent.com/pod-product-compliance
Lightning Source LLC
Chambersburg PA
CBHW030044230526
45472CB00005B/1672